Dina Elawady
Amal Kaddah
Reham Osman

# A influência do número de implantes no osso peri-implantar

Dina Elawady
Amal Kaddah
Reham Osman

# A influência do número de implantes no osso peri-implantar

## Uma revisão sistemática com meta-análise

ScienciaScripts

Cover image: www.ingimage.com

This book is a translation from the original published under ISBN 978-620-2-30916-5.

Publisher:
Sciencia Scripts
is a trademark of
Dodo Books Indian Ocean Ltd. and OmniScriptum S.R.L publishing group

120 High Road, East Finchley, London, N2 9ED, United Kingdom
Str. Armeneasca 28/1, office 1, Chisinau MD-2012, Republic of Moldova, Europe
Printed at: see last page
**ISBN: 978-620-8-07138-7**

**Tipo de manuscrito:** Revisão sistemática com meta-análise

**A influência do número de implantes no nível ósseo marginal peri-implantar e nas falhas de implantes em sobredentaduras de implantes mandibulares. Uma revisão sistemática com meta-análise**

**Título abreviado:** Influência do número de implantes nos resultados de overdentures mandibulares

**Dina Mohamed Ahmed Elawady, BDS, MSc (Cairo)[a] , Amal Fathy Kaddah BDS, MSc, PHD (Cairo)[b] , Ahmed Yaseen Alqutaibi MSc ,PHD (Cairo)[c] , Reham B. Osman BDS MSc (Cairo) PHD (Otago) *[d]**

a- Candidato a doutoramento, Departamento de Prótese Dentária Removível, Faculdade de Medicina Oral e Dentária, Universidade do Cairo, Egito
Professor Assistente, Departamento de Dentisteria Protética, Faculdade de Medicina Dentária, Universidade Modem de Ciências e Artes (MSA), Egito
Email:delawaady@msa.eun.eg
**b-** Professor, Departamento de Prótese Dentária Removível - Universidade do Cairo, Egito
c-Professor, Departamento de Dentisteria Protética, Faculdade de Medicina Oral e Dentária, Universidade IBB, IBB, Iémen
d*-Professor, Departamento de Prótese Dentária Removível, Faculdade de Medicina Oral e Dentária, Universidade do Cairo, Egito
Bolseiro de Investigação, Departamento de Implantologia Oral e Dentisteria Protética, ACTA, Países Baixos
Correio eletrónico: rehambosman@gmail.com
Autor correspondente: Reham B. Osman - Professor, Departamento de Prótese Dentária Removível, Faculdade de Medicina Oral e Dentária, Universidade do Cairo, Egito Email: rehambosman@gmail.com
Endereço: 31, Ahmed Heshmet Str., Zamalek, 11211, Cairo, Egito
Telefone: 002-01100421272

## RESUMO

**Objetivo:** A presente revisão sistemática avaliou a influência do número de implantes na perda óssea marginal peri-implantar (MBL) e no número de falhas de implantes em sobredentaduras sobre implantes mandibulares (MIODs).

**Método de pesquisa:** Foi realizada uma pesquisa bibliográfica em bases de dados electrónicas (PubMed e Cochrane) até março de 2016. A pesquisa eletrónica foi complementada por pesquisa manual. Foram selecionados RCTs que avaliaram o MBL e o número de falhas de implantes relativamente ao número de implantes. A revisão e a meta-análise foram realizadas utilizando o pacote estatístico meta-analítico e de acordo com as diretrizes PRISMA.

**Resultados:** nove publicações foram incluídas para avaliação da qualidade e meta-análise. Os dados agrupados revelaram que existe uma diferença significativa no MBL (MD: 0,27, 95% CI: 0,20, 0,34, P <0,0001, $I^2 = 0\%$) e no número de falhas de implantes (RR: 3,26, 95% CI: (1,18, 8,97), P = 0,02; $I^2 = 0\%$) quando foram comparadas as ODs de um e dois implantes. Por outro lado, não houve diferença significativa no MBL (MD: -0.01, 95% CI: -0.7, 0.69, P = 0.98, $I^2 = 70\%$) e no número de falhas de implantes (RR: 2.01, 95% CI: 0.45, 9.02) P = 0.36; $I^2 = 0\%$) quando foram comparadas as ODs de 2 versus 4 implantes.

**Conclusões:** Com base nos resultados desta meta-análise, não foi possível fazer recomendações relativamente ao número de implantes para pacientes completamente desdentados com MIODs. Embora um único implante tenha sido considerado melhor em termos de MBL e número de falhas de implantes, este resultado deve ser interpretado com cautela devido ao número limitado de estudos analisados com diferentes protocolos de carga e período de acompanhamento limitado.

**Palavras-chave** (Overdentures; Prótese mandibular; Implantes dentários; Número de implantes)

Número de quadros: 1

Número de figuras: 8

Número de páginas do texto: 15

Número de reimpressões necessárias:4

**Introdução**

Os doentes edêntulos têm problemas com as suas próteses completas. Isto deve-se principalmente à falta de retenção, estabilidade e diminuição da capacidade de mastigação, que são as suas queixas mais comuns. Estes problemas são mais frequentemente encontrados com a prótese inferior.fi] Com o advento dos implantes dentários utilizados para reter e/ou suportar próteses amovíveis, as deficiências funcionais associadas às dentaduras convencionais melhoraram consideravelmente.fi]

As diretrizes para ajudar na seleção do número ideal de implantes para reter e/ou suportar as sobredentaduras mandibulares sobre implantes (MIODs) são controversas e não existem na literatura. O consenso McGill realizado em Montreal, Quebeque, Canadá, em maio de 2002, foi a favor das próteses sobredentárias suportadas por 2 implantes como primeira escolha de tratamento para a mandíbula edêntula, independentemente do tipo de sistema de fixação aplicado. Sadowsky sugeriu um aumento do número de implantes para a OD mandibular quando existe uma anatomia sensível do maxilar, forças oclusais aumentadas ou necessidades de retenção elevadas ou quando é utilizado um comprimento reduzido do implante (<8 mm) ou uma largura reduzida do implante (<3,5 mm) [2]. Na conclusão das suas revisões sistemáticas e declarações de consenso, Klemetti [3] e Gotfredsen et al. [4] afirmaram que a satisfação dos pacientes, a função da prótese e a sobrevivência do implante não dependem do número de implantes ou do tipo de fixação. Roccuzzo et al. [5] concluíram que a perda óssea, a satisfação do paciente e a incidência de complicações não estão relacionadas com o número de implantes que suportam a sobredentadura mandibular e recomendaram a necessidade de investigação bem conduzida para identificar os factores de prognóstico para o sucesso a longo prazo. No mesmo contexto, existem cada vez mais provas que apoiam a utilização de uma sobredentadura de implante único em caso de limitações financeiras e de pacientes idosos frágeis, com uma taxa de sucesso, uma taxa de sobrevivência e uma melhoria funcional comparáveis às proporcionadas pela M0D de 2 implantes[6].

A multiplicidade de desenhos protéticos disponíveis merece uma investigação mais aprofundada. O objetivo final de qualquer desenho é melhorar a distribuição biomecânica do stress, preservar as estruturas remanescentes e permitir a longevidade do tratamento.

Por conseguinte, o objetivo da presente revisão é avaliar sistematicamente a influência do número de implantes na perda óssea marginal peri-implantar e a incidência de insucesso dos implantes em pacientes reabilitados com sobredentaduras mandibulares sobre implantes em oposição à prótese total convencional.

## 1. Método de investigação

A presente revisão sistemática foi realizada e comunicada em estrita conformidade com as diretrizes (PRISMA) para a comunicação de revisões sistemáticas e meta-análises[7].

A pergunta PICO formulada para resumir o objetivo do estudo foi: para pacientes completamente desdentados reabilitados com sobredentaduras de implantes mandibulares, qual é o número recomendado de implantes em termos de perda óssea marginal periimplantar e o número de falhas de implantes?

Para responder a esta questão, foram incluídas duas comparações na meta-análise: 1) Implante único versus MODs de 2 implantes, 2) MODs de 2 implantes versus MODs de 4 implantes.

O protocolo da presente revisão sistemática foi registado no PROSPERO International prospective register of systematic reviews, com o número de registo: CRD42016036603.

### Critérios de inclusão

Os estudos foram selecionados se cumprissem os seguintes critérios de inclusão 1) Relatórios em inglês até março de 2016; 2) Ensaios controlados aleatórios que comparassem overdentures mandibulares com diferentes números de implantes; 3) Estudos que incluíssem pelo menos 10 indivíduos; 4) Publicações com um período de seguimento de pelo menos um ano.

**Critérios de exclusão:**

Foram excluídos os estudos que: 1) comparassem overdentures sobre implantes com próteses completas ou próteses fixas; 2) fossem estudos não aleatórios, retrospectivos, transversais e séries de casos; 4) não definissem claramente a arcada oposta 5) não definissem claramente a perda óssea marginal peri-implantar e/ou falhas de implantes.

**Estratégia de pesquisa**

Foi efectuada uma pesquisa exaustiva da literatura nas seguintes bases de dados: PubMed e a base de dados Cochrane para identificar artigos relevantes. A pesquisa foi efectuada até março de 2016 e incluiu as seguintes palavras-chave (overdenture, implantes dentários, número de implantes, implante único, dois implantes, três implantes, quatro implantes). Dois autores (Elawady DE e Alqutaibi AY) realizaram a pesquisa de forma independente, examinaram os títulos e os resumos para verificar a relevância. Em seguida, três autores (Elawady DE, Osman RB e Alqutaibi AY) analisaram o texto integral dos ensaios clínicos aleatórios relevantes selecionados com base nos critérios de inclusão e qualquer desacordo foi resolvido por consenso e, em caso de dados em falta, os autores correspondentes foram contactados para esclarecimento.

As bibliografias dos ensaios clínicos aleatórios elegíveis foram examinadas para detetar outras publicações úteis. Além disso, foi efectuada uma pesquisa manual nas seguintes revistas: Clinical Implant Dentistry and Related Research, Clinical Oral Implants Research, European Journal of Oral Implantology, Implant Dentistry, Journal of Clinical Periodontology, Journal of Dental Research, Journal of Oral and Maxillofacial Implants, Journal ofPeriodontology, e The International Journal ofPeriodontics & Restorative Dentistry, Egyptian Dental Journal, Journal of Advanced Prosthodontics e Journal ofProsthodontic Research. Além disso, foram consultadas bases de dados online que fornecem informações sobre ensaios clínicos em curso.

(www.clinicaltrials.gov;www.centerwatch.com/clinicaltrials ;www.clinicalconnection.com).

## 2. Recolha de dados

Um formulário de extração de dados foi utilizado por cada autor (Alqutaibi AY e Elawady DE) para recolher as seguintes informações do estudo: 1) título; 2) autores; 3) ano de publicação; 4) número de sujeitos e número de sujeitos por grupo; 5) sujeitos analisados; 6) idade do sujeito (média); 7) número de implantes colocados e número de implantes colocados por sujeito; 8) sistema e tipo de implante; 9) protocolos de carga; 10) tipo de fixação utilizada; 11) período de seguimento (meses); 12) número de pacientes com implantes falhados e 13) perda óssea marginal peri-implantar (MBL).

### Avaliação da qualidade:

Elawady DE, Kaddah AF e Osman RB avaliaram individualmente o risco de enviesamento de estudos controlados aleatórios selecionados de acordo com as recomendações de

8] O risco de enviesamento foi classificado como "Baixo risco de enviesamento", "Alto risco de enviesamento" ou "Risco de enviesamento pouco claro" em cada domínio de avaliação, de acordo com as diretrizes do Manual Cochrane (Cochrane Handbook for Systematic Reviews of Interventions). [8]

### Síntese de dados

A meta-análise foi realizada utilizando o programa de software Review Manager (RevMan, Versão 5.3 Copenhaga: The Nordic Cochrane Centre, The Cochrane Collaboration, 2014) para agrupar os resultados individuais e produzir os gráficos florestais. Foi utilizado um modelo de efeitos fixos na ausência de heterogeneidade estatisticamente significativa, ao passo que foi utilizado um modelo de efeitos aleatórios no caso de heterogeneidade substancial entre os ensaios. A heterogeneidade foi avaliada utilizando a medida $I^2$ .

Os dados contínuos foram resumidos utilizando a diferença média (DM) e o intervalo de confiança (IC) de 95%. Para os dados dicotómicos, foram utilizados o rácio de risco (RR) e o intervalo de confiança (IC) de 95% para apresentar as medidas de efeito. O efeito agrupado era significativo se P fosse <0,05. Além disso, foi realizada uma análise de subgrupo para as variáveis que poderiam afetar o resultado.

## RESULTADOS

A pesquisa eletrónica inicial da literatura identificou 395 títulos e foram identificados mais 2 estudos através de pesquisa manual. Após a remoção dos estudos duplicados, foram selecionados 202 registos, dos quais 174 foram excluídos após a revisão dos resumos e das palavras-chave. Das 28 publicações com texto integral avaliadas quanto à elegibilidade, 19 publicações foram excluídas por não cumprirem os critérios de inclusão.

Dos 19 artigos excluídos; dois artigos [9,10] foram excluídos porque não estavam a comparar overdentures mandibulares com diferentes números de implantes. Além disso, os resultados relacionados não puderam ser extraídos de nove artigos [11-19], um artigo comparou diferentes sistemas de implantes e a dentição oposta não foi relatada [20] . Num artigo [21] foram incluídas sobredentaduras maxilares, outros cinco artigos não eram RCTs [22-25] e um artigo [26] não esclareceu se a maxila ou a mandíbula foi restaurada

Assim, foram selecionados nove ensaios clínicos aleatórios em texto integral [6, 27-34], que foram considerados elegíveis para inclusão, como se mostra no fluxograma (Fig. 1). As caraterísticas dos estudos incluídos são apresentadas na Tabela 1.

No caso dos ensaios aleatórios de longa duração, só foram comunicados os últimos resultados. Meijer et al. [27] correspondente a (Visser et al. [35]), Batenburg et al. [28], e de Jong et al. [29]). Stoker et al. [30] correspondente a (Wismeijer et al. [36], e Wismeijer et al. [37]). kronstrom et al. [34] correspondente a (Kronstrom et al. [38]).

Bryant et al. [33] correspondente a (Walton et al. [39])

**Caraterísticas dos estudos incluídos**

Os nove estudos selecionados [6,27-34] eram ensaios clínicos aleatórios e foram publicados entre 1998 e 2016. O período de observação variou de 12 meses a 10 anos. Um total de 444 participantes receberam 1048 implantes. O número de participantes disponíveis no final do período de acompanhamento foi de 365 participantes. Todos os estudos foram realizados num ambiente universitário; quatro ensaios foram realizados nos Países Baixos [27-30], dois estudos no Canadá [33,34], dois estudos no Egito [31,32] e um na Alemanha [6]. Seis estudos relataram um protocolo de carga tardia [27-32], enquanto os outros três estudos [6,33,34] seguiram um protocolo de carga precoce/imediata. No protocolo de carga precoce, as próteses foram colocadas 42 dias após a colocação do implante [33], enquanto no protocolo de carga imediata as próteses foram colocadas no momento da colocação cirúrgica do implante [34]. Num estudo [6], foi utilizado material de revestimento macio nas primeiras 6 semanas após a cirurgia, e os autores descreveram-no como um protocolo de carga progressiva ou precoce.

Os dados sobre as alterações do nível ósseo marginal peri-implantar foram relatados em seis estudos [6, 27, 28, 30-32], enquanto o número de falhas de implantes foi extraído de todos os estudos incluídos [6, 27-34],

As alterações do nível ósseo marginal peri-implantar foram avaliadas em três estudos [27, 28, 30] que compararam MODs de 2 versus 4 implantes e noutros três estudos [6,31,32] que compararam ODs de um versus 2 implantes.

A avaliação das alterações do nível ósseo marginal à volta dos implantes nos estudos incluídos baseou-se em técnicas radiográficas digitais. [6, 27, 28, 30-32], Batenburg et al. [28], Meijer et al. [27] , Stoker et al. [30] e Tavakolizadeh et al. [6] utilizaram uma técnica radiográfica intra-oral padronizada de cone longo e um calibre deslizante digital para a avaliação do nível ósseo. Por outro lado, Elawady et al. [32] utilizaram radiografias panorâmicas digitais e a análise foi efectuada com o sistema de software Digora. No último estudo, Talawy et al. [31] utilizaram TC de feixe cónico e a análise das imagens foi efectuada com o OnDemand3D, CD Viewer. Em cinco dos estudos incluídos, as medições foram limitadas à extensão vertical da reabsorção óssea marginal [6, 27, 28, 30-31], exceto num estudo [32] em que a densidade óssea também foi medida.

O número de falhas de implantes foi extraído de todos os estudos incluídos [6, 27-34]. Cinco estudos [6, 31-34] avaliaram a perda óssea marginal quando compararam MODs de um implante versus 2 implantes e 4 estudos [27-30] quando compararam ODs de 2 implantes versus 4 implantes. Cinco estudos [6, 27, 28, 31, 32] utilizaram os critérios publicados por Albrektsson et al. [40] para determinar o sucesso do implante

enquanto que um estudo [30] definiu o sucesso do implante de acordo com os critérios de Buser et al. [41] e os outros três estudos [29, 33, 34] não comunicaram os critérios de sucesso utilizados para a avaliação.

Meijer et al. [27] avaliaram as alterações do nível ósseo marginal de 27 e 25 participantes em grupos de 2 e 4 implantes OD, respetivamente. Três implantes falharam em dois pacientes no grupo de 2 implantes OD. No período de acompanhamento de 10 anos, o exame radiográfico revelou uma perda óssea marginal de 1,4 ± 1,4 mm para o grupo OD de dois implantes, em comparação com 1,0 ± 1,4 mm para o outro grupo. A diferença entre os dois grupos foi considerada não significativa.

Stoker et al. [30] avaliaram o nível ósseo marginal peri-implantar numa população de 110 participantes. Num período de seguimento de 99 meses, foi registada uma média de MBL de 0,95±0,99 e 1,73±1,93 mm para ODs mandibulares de 2 e 4 implantes, respetivamente. Os autores concluíram que a gestão de pacientes com dois implantes resulta numa menor perda óssea marginal do que nos pacientes com quatro implantes e que o tabagismo representa um fator de risco a longo prazo. Revelaram a perda de um implante num paciente no grupo de OD de 4 implantes, em comparação com nenhuma falha no grupo de 2 implantes.

Batenburg et al. [28] revelaram uma MBL de 0,7 ± 1,1 mm para o grupo de ODs de 2 implantes, em comparação com 0,4 ± 0,8 mm para o grupo homólogo de 4 implantes, em 58 participantes acompanhados durante um período de 12 meses, sem falhas de implantes em nenhum grupo. No mesmo contexto, ao comparar ODs de 2 e 4 implantes, de Jong [29] relatou falha de implante em 2 pacientes em MODs de 2 implantes em comparação com nenhuma falha em MODs de 4 implantes num período de acompanhamento de 120 meses numa população de 41 participantes.

Tavakolizadeh et al. [6] colocaram 30 implantes em 20 participantes que receberam ODs retidas por um ou dois implantes. Foi seguido um protocolo de carga provisória/precoce e as próteses foram colocadas com um material de revestimento macio durante as primeiras 6 semanas após a cirurgia. Foram registados valores radiográficos de reabsorção óssea marginal de 0,6±0,67 mm e 0,6±0,51 mm nos grupos de próteses unitárias e de 2 implantes, respetivamente, durante um período de acompanhamento de 12 meses. Não se registaram falhas de implantes em nenhum dos grupos. Os autores concluíram que a sobredentadura de implante único pode ser uma alternativa de tratamento viável para o tratamento de pacientes completamente desdentados, mas alertaram para a interpretação dos resultados devido ao pequeno período de acompanhamento.

Por outro lado, Talawy et al. [31] verificaram uma diminuição da taxa de MBL de

0,96±0,32 mm no grupo de implantes unitários OD em comparação com 1,21±0,41 mm no grupo de 2 implantes numa população de 18 participantes seguidos até um período de 24 meses quando foi utilizado um protocolo de carga retardada. Além disso, os autores relataram a falha de quatro implantes em dois pacientes no grupo de 2 implantes OD.

Da mesma forma, Elawady et al. [32] seguiram um protocolo de carga retardada e avaliaram a MBL peri-implantar e o número de falhas de implantes em ODs de um e dois implantes numa população de 28 pacientes, seguidos até 2 meses. Os autores relataram valores médios de MBL de 0,53±0,1 mm e 0,807±0,1 mm para ambos os grupos, respetivamente, e nenhuma falha de implante em nenhum dos grupos. No entanto, os autores recomendaram a necessidade de mais estudos com um período de seguimento mais longo para confirmar os resultados.

Kronstrom et al. [34] compararam o número de falhas de implantes entre ODs de um e dois implantes. As próteses foram entregues imediatamente após a cirurgia, e os implantes foram acompanhados durante um período de 36 meses. Três implantes falharam em 3 pacientes no grupo de sobredentadura de implante único, em comparação com 7 implantes em 6 pacientes na OD de 2 implantes. No entanto, quando foi seguido um protocolo de carga precoce, Bryant et al. [33] não encontraram falhas de implantes no grupo de sobredentadura de implante único ou de 2 implantes, numa população de 62 participantes acompanhados durante um período de 60 meses.

## 3. Qualidade metodológica

Utilizando a ferramenta da Cochrane para a avaliação crítica de estudos de controlo aleatórios, os nove ensaios clínicos aleatórios incluídos foram avaliados quanto ao risco de viés. Foram utilizadas sete categorias para avaliar a qualidade de cada estudo selecionado: geração de sequências aleatórias, ocultação da alocação, ocultação dos participantes e do pessoal, ocultação da avaliação dos resultados, dados incompletos sobre os resultados, relato seletivo e outros vieses. Para cada estudo incluído, cada categoria foi classificada como tendo um risco de viés elevado, baixo ou pouco claro. Os resultados da avaliação da qualidade estão resumidos nas figuras 2 e 3. Dois estudos [6, 34] foram classificados como apresentando um elevado risco de viés, 6 estudos [27-32] apresentaram um risco de viés pouco claro e um estudo [33] apresentou um baixo risco de viés. A qualidade global dos estudos incluídos foi classificada como apresentando um risco de viés pouco claro. A aleatorização foi realizada de forma diferente nos estudos selecionados [6, 27-34] através da utilização de envelopes opacos selados [32], de uma tabela de aleatorização predefinida [33], de um número gerado aleatoriamente [31], de um sistema de amostragem aleatória [34], de um lote de aleatorização [27-29] e de um procedimento de atribuição aleatória computorizado [30]. A ocultação da alocação foi realizada em 4 estudos [30, 32-34] e foi considerada pouco clara nos outros 5 estudos [6, 2729, 31]. As estratégias para minimizar potenciais fontes de viés de deteção não foram descritas em cinco dos estudos incluídos [6, 27, 29, 30, 32], mas em quatro [28, 31, 33, 34] foi relatado o uso de avaliadores de resultados mascarados. A comunicação de dados em três dos estudos [6, 29, 34] estava incompleta. No entanto, não foi detectada a comunicação selectiva em nenhum estudo.

**Meta-análise**

Foi efectuada uma meta-análise para os estudos com os mesmos grupos de comparação e os mesmos resultados. Os resultados da meta-análise mostraram que existe uma diferença significativa na perda óssea marginal peri-implantar (MD: 0,27, IC 95%: 0,20, 0,34, P <0,0001, $I^2$ = 0%) (Fig. 4) e no número de falhas de implantes (RR: 3,26, IC 95%: (1,18, 8,97), P = 0,02; $I^2$ = 0%) (Fig. 5) quando as ODs de um e dois implantes foram comparadas, favorecendo o grupo de um implante. Por outro lado, não se registaram diferenças significativas nas alterações do nível ósseo marginal (MD: -0,01, 95% CI: -0,7, 0,69, P = 0,98,$1^2$ = 70%) (Fig. 6 e 7) e no número de falhas de implantes (RR: 2,01, 95% CI: 0,45, 9,02) P = 0,36; $I^2$ = 0%) (Figura 8) quando foram comparadas as ODs de 2 e 4 implantes.

Quando se utilizou o modelo de efeitos fixos (Fig. 6), foi detectada heterogeneidade ($I^2$ = 70%) nos estudos que compararam ODs de 2 versus 4 implantes [27,28,30] em termos de alterações do nível ósseo marginal peri-implantar. No entanto, a análise repetida com modelo de efeito aleatório (Fig. 7) revelou o mesmo resultado, indicando que a heterogeneidade não influenciou o resultado inicial e não foi detectada qualquer diferença significativa nas alterações do nível ósseo marginal

(MD: -0,01, 95% CI: -0,7, 0,69, P = 0,98, $I^2$ = 70%).

**Análises de subgrupos**

A possível fonte de heterogeneidade e a sua influência nos resultados avaliados nos estudos incluídos foi avaliada através de análises de subgrupos. Foi efectuada uma comparação com base no protocolo de carga entre dois grupos diferentes: um protocolo de carga convencional e um protocolo de carga imediata/precoce.

No que respeita à perda óssea marginal peri-implantar, a análise de subgrupo não demonstrou qualquer diferença significativa entre os ODs de um e dois implantes com carga imediata (MD: 0,0001, 95% CI: -0,52, 0,52, P = 1). No entanto, a diferença foi significativa quando foi seguido um protocolo de carga retardada (MD: 0,28, 95% CI: 0,20, 0,35, P < 0,0001; $I^2$ = 0%). No entanto, o efeito global de todos os estudos mostrou uma diferença significativa entre os ODs de um e dois implantes na perda óssea marginal peri-implantar (MD: 0,27, 95% CI: 0,20, 0,34, P <0,0001, $I^2$ = 0%) (Fig. 4) favorecendo o grupo de implante único

Quando a taxa de insucesso do implante foi considerada, não houve diferença significativa entre os ODs de um e dois implantes quando foram utilizados os protocolos de carga imediata (RR: 2,75, 95% CI: 0,97, 7,8; P = 0,06) e tardia (RR: 6,11, 95% CI: 0,33, 111,7; P = 0,22). No entanto, o efeito global de todos os estudos mostrou uma diferença significativa no número de falhas de implantes (RR: 3,26, 95% CI: (1,18, 8,97), P = 0,02; $I^2$ = 0%) (Fig. 5) quando as DOs de um e dois implantes foram comparadas, favorecendo o grupo de um implante.

## 4. Discussão

Esta revisão sistemática e meta-análise seguiu as diretrizes recentes do PRISMA[6] e os métodos da colaboração Cochrane[7] para avaliar as melhores evidências disponíveis no que diz respeito ao efeito do número de implantes nas alterações do nível ósseo marginal e ao número de falhas de implantes em pacientes completamente edêntulos reabilitados com sobredentaduras de implantes mandibulares em oposição à prótese maxilar convencional.

Esta revisão apresentou uma questão PICO específica relacionada com os IODs mandibulares. Isto assegurou a homogeneidade dos estudos, incluindo um único parâmetro clínico unificado a ser investigado. Apenas os ECRs com um período de acompanhamento mínimo restrito de 24 meses foram incluídos. Três autores independentes analisaram os estudos incluídos para avaliar a sua conformidade com os critérios de inclusão. O objetivo de tudo isto era fornecer conclusões fiáveis baseadas em evidências relacionadas com o resultado global do tratamento. A revisão foi complementada com meta-análise para aumentar a validade dos resultados, empregando modelos de efeitos fixos e aleatórios, uma vez que foi detectada heterogeneidade em algumas das comparações. As limitações desta revisão também devem ser reconhecidas e incluem o número limitado de estudos incluídos com amostras de pequena dimensão e diferentes períodos de acompanhamento. A análise comparativa da perda óssea marginal entre os estudos incluídos deve ser realizada com cautela, devido à falta de padronização dos métodos utilizados para a avaliação. No entanto, a inclusão do número de falhas de implantes como uma das medidas de resultado permitiu uma melhor compreensão e avaliação dos resultados.

O efeito global do tratamento dos cinco estudos que compararam os ODs de um implante com os de dois implantes demonstrou uma diferença significativa no número de falhas de implantes (P = 0,02) e na perda óssea marginal (P <0,00001) entre os dois grupos. Os IODs únicos mostraram uma incidência reduzida de falhas de implantes e menos MBL em comparação com os MODs de 2 implantes. Ao contrário da crença comum de que com um único IOD há um aumento das forças axiais e laterais geradas no complexo implante/pilar, foram relatados baixos valores de tensão nos pilares e no osso em torno de implantes únicos [42], No caso de um único IOD, a prótese pode rodar livremente e a estabilidade da sobredentadura depende em grande medida do suporte da mucosa do rebordo alveolar [43], Com o aumento do efeito de suporte no caso de um número maior de implantes, mais forças de carga serão aplicadas no complexo implante/pilar e menos na área da mucosa. As forças serão distribuídas através da linha de fulcro que passa pelos implantes, resultando num aumento dos valores de tensão/deformação no osso à volta dos implantes [42],

Em conformidade, Tavakolizadeh et al. [6], Kronstrom et al. [34], Bryant et al. [33] relataram uma taxa de sucesso, uma taxa de sobrevivência e uma melhoria funcional comparáveis das ODs de implante único às proporcionadas pelas MODs de 2 implantes.

Por outro lado, Talawy et al. [31] mostraram uma melhor taxa de sobrevivência, redução da reabsorção óssea marginal e melhoria funcional dos IODs unitários em comparação com os MODs de 2 implantes. Os autores concluíram que as ODs de implante único apresentam uma alternativa de tratamento promissora em relação às ODs de 2 implantes, considerando as limitações do estudo, incluindo o pequeno tamanho da amostra e o período de acompanhamento limitado de 2 anos. Da mesma forma, Elawady et al. [32] relataram que as ODs de implante único podem proporcionar uma melhor remodelação óssea e menos reabsorção óssea crestal do que as ODs de 2 implantes.

Os resultados da meta-análise dos quatro estudos [27-30] que compararam as MODs de 2 e 4 implantes não mostraram diferenças significativas entre as duas modalidades de tratamento em termos de perda óssea marginal (P = 0,98) e taxa de insucesso do implante (P = 0,08). De acordo com as conclusões desta revisão, os resultados de vários estudos clínicos não revelaram qualquer diferença na perda óssea marginal [27, 28, 36, 37] ou na taxa de insucesso dos implantes [28, 35-37] entre os ODs de 2 e 4 implantes.

Pelo contrário, Stoker et al. [30] relataram que a gestão de pacientes com MODs de 2 implantes resulta em menos MBL do que com MODs de 4 implantes. Num período de acompanhamento de 99 meses, as perdas ósseas marginais médias foram de 0,95±0,99 e 1,73±1,93 mm para MODs de 2 e 4 implantes, respetivamente. Os autores concluíram que a utilização de 2 implantes pode, a longo prazo, ser preferível à utilização de 4 implantes para a reabilitação de pacientes com MIODs.

As diferenças nos resultados entre os estudos podem ser atribuídas à variação nos desenhos dos estudos, incluindo as diferenças nos métodos de avaliação e os diferentes parâmetros avaliados. Além disso, a exatidão da medição da altura óssea marginal peri-implantar está sempre comprometida[44]. A distorção das margens ósseas vestibular e lingual pode resultar na sobrestimação das alturas ósseas. O grau de sobrestimação é influenciado pela posição vestibulolingual do dispositivo de fixação. O paralelismo estrito entre os eixos de fixação e o plano da película é essencial para a obtenção de resultados válidos utilizando películas individuais. Na presente revisão, a avaliação das alterações do nível ósseo marginal à volta dos implantes nos estudos incluídos foi efectuada utilizando diferentes técnicas radiográficas. Elawady et al. [32] utilizaram radiografias panorâmicas digitais, o que é controverso quando se considera a precessão da medição na área anterior. Para além disso, as medições ósseas em cinco dos estudos incluídos [6, 27, 29-31] foram limitadas à extensão vertical da reabsorção óssea marginal.

No que diz respeito a falhas de implantes, Meijer et al. [27] não relataram nenhuma diferença significativa na taxa de sobrevivência entre ODs de 2 implantes e 4 implantes num período de acompanhamento de 10 anos. No mesmo contexto, Mau et al. [20] e Stoker et al. [15] não encontraram diferenças significativas na taxa de sobrevivência entre os dois grupos num período de seguimento a médio prazo de aproximadamente 5 anos.

É relevante o facto de todos os estudos incluídos nesta revisão, comparando overdentures unitárias e de 2 implantes, terem utilizado um protocolo de carga imediata/precoce ou retardada. Nos estudos [6,31,32] que compararam a perda óssea peri-implantar, um estudo [6] utilizou um protocolo de carga imediata, enquanto os outros dois estudos [31, 32] utilizaram um protocolo retardado. Dos cinco estudos [6, 31-34] que avaliaram as falhas de implantes em ODs de um implante versus ODs de 2 implantes, três estudos [6, 33, 34] utilizaram um protocolo de carga imediata/precoce e dois estudos [31, 32] utilizaram uma abordagem retardada. Por conseguinte, foi efectuada uma análise de subgrupo para avaliar a possível fonte de heterogeneidade nos resultados avaliados.

Os resultados da análise de subgrupo dos dois estudos que compararam a perda óssea marginal entre ODs de um e de dois implantes mostraram uma diferença significativa (P<0,00001) quando foi utilizado um protocolo de carga retardada. No entanto, não foi encontrada uma diferença significativa (P=1,00) quando foi utilizado um protocolo de carga imediata/precoce. A ausência de diferenças significativas no caso do protocolo de carga imediata/precoce pode ser atribuída ao facto de ter sido analisado apenas um protocolo. Por conseguinte, ainda faltam na literatura estudos comparativos prospectivos e controlados sobre o resultado entre overdentures mandibulares de um e dois implantes utilizando o protocolo de carga imediata.

Por outro lado, a análise dos cinco estudos que compararam a taxa de insucesso dos implantes não mostrou qualquer diferença significativa entre as MODs de um e de dois implantes para as abordagens de carga imediata (P=0,06) e retardada (P=0,22).

O exame minucioso dos diferentes protocolos de carga nos estudos incluídos revela perplexidade e falta de consistência entre as múltiplas definições normalmente apresentadas para o mesmo protocolo. O tempo exato de carga e a forma de aplicação da carga com diferentes protocolos de carga são ambíguos ou definidos de forma vaga. Bryant, et al. [33] utilizaram um protocolo de carga precoce e colocaram as próteses 42 dias após a colocação do implante. Por outro lado, Tavakolizadeh et al. [6] utilizaram um material de revestimento macio nas primeiras 6 semanas após a cirurgia, e descreveram-no como um protocolo de carga progressiva ou precoce. Para o protocolo de carga retardada, Elawady et al [32] colocaram as próteses 2 meses após a remoção dos pilares de cicatrização, enquanto Talawy et al. [31] colocaram as próteses 3 meses após a cirurgia. Para além disso, o período de acompanhamento dos estudos que compararam ODs de um e dois implantes foi curto e variou entre 12 e 60 meses. Assim, são ainda necessários estudos comparativos com desenhos semelhantes e períodos de seguimento mais longos. Além disso, vale a pena mencionar que todos os estudos foram realizados em ambientes universitários, o que pode ter influência nos resultados. [6, 2734]

Com base nos resultados desta revisão e considerando as suas limitações, não é possível fazer uma recomendação relativamente ao número de implantes para a reabilitação de pacientes completamente desdentados com sobredentaduras mandibulares. Embora se tenha verificado que as ODs de implante único são melhores do que as ODs de 2 implantes em termos de perda óssea peri-implantar e taxa de insucesso do implante, este resultado deve ser interpretado com cautela. Isto deve-se principalmente ao número limitado de estudos analisados e aos diferentes desenhos de estudo, incluindo diferentes protocolos de carga, diferentes períodos de acompanhamento e diferentes técnicas utilizadas para a avaliação dos resultados clínicos.

## 5. Conclusões

Com base nos resultados desta meta-análise, não foi possível fazer recomendações relativamente ao número de implantes para a reabilitação de pacientes completamente desdentados com MIODs. Embora um único implante tenha sido considerado melhor do que um maior número de implantes em termos de MBL e taxa de insucesso do implante, este resultado deve ser interpretado com cautela devido ao número limitado de estudos analisados com diferentes protocolos de carga e um curto período de acompanhamento. Continua a ser necessário realizar ensaios clínicos randomizados bem concebidos antes de se poder fazer uma recomendação relativamente ao número de implantes.

## Conflito de interesses

Os autores declaram não ter qualquer conflito de interesses. Não existe qualquer apoio ou fonte de financiamento para a realização da revisão.

## Contribuições dos autores

Elawady DM e Alqutaibi AY, Kaddah AF conceberam o estudo, recolheram a informação e redigiram o primeiro rascunho do manuscrito.

Elawady DM e Osman RB reviram e editaram a versão final do manuscrito. Todos os autores leram e aprovaram o manuscrito final.

**Disponibilidade dos dados de apoio** "O(s) conjunto(s) de dados que apoiam os resultados deste artigo está(ão) incluído(s) no artigo (e no(s) seu(s) ficheiro(s) adicional(ais)"

**Reconhecimento**

Os autores gostariam de agradecer à Universidade do Cairo pelo acesso ilimitado à sua biblioteca eletrónica durante todo o processo de preparação do manuscrito. Além disso, os autores gostariam de agradecer ao Dr. Magdy Ibrahim pela sua ajuda ilimitada na meta-análise estatística e na interpretação dos resultados.

**Abbreviation**

MBL marginal bone loss
RD Risk difference
MD Mean difference
OD Overdenture
RCT Randomized Clinical Trial
MIOD Mandibular implant overdenture

**Referências**

[1] Doundoulakis JH, Eckert SE, Lindquist CC, Jeffcoat MK. A sobredentadura suportada por implantes como alternativa à prótese mandibular completa. J Am Dent Assoc 2003;134:1455-8.

[2] Sadowsky SJ. Overdentures mandibulares implanto-retidas: uma revisão da literatura. J Prosthet Dent 2001;86:468-73.

[3] Klemetti E. Existe um determinado número de implantes necessários para reter uma sobredentadura? J Oral Rehabil 2008;35:80-4.

[4] Gotfredsen K, Carlsson G, Jokstad A, Arvidson Fyrberg K, Berge M, Bergendal B, et al. Sociedade Escandinava de Dentisteria Protética e Sociedade Dinamarquesa de Implantologia Oral. Longevidade dos implantes e/ou dentes: declarações de consenso e recomendações. J Oral Rehabil 2008;35:2-8.

[5] Roccuzzo M, Bonino F, Gaudioso L, Zwahlen M, Meijer HJ. Qual é o número ótimo de implantes para reconstruções removíveis? Uma revisão sistemática sobre overdentures suportadas por implantes. Clinic Oral Implants Res 2012;23:229-37.

[6] Tavakolizadeh S, Vafaee F, Khoshhal M, Ebrahimzadeh Z. Comparação da perda óssea marginal e satisfação do paciente em sobredentaduras mandibulares assistidas por implantes simples e duplos através de carga imediata. J Adv Prosthodont 2015;7:191-8.

[7] Moher D, Liberati A, Tetzlaff J, Altman DG. Preferred reporting items for

systematic reviews and meta-analyses: the PRISMA statement. Ann Intern Med 2009;151:264-9.

[8] Higgins JP, Altman DG, Gotzsche PC, Juni P, Moher D, Oxman AD, et al. A ferramenta da Colaboração Cochrane para avaliar o risco de enviesamento em ensaios aleatórios. BMJ 2011;343:d5928.

[9] Walmsley A, Frame J. Overdentures suportadas por implantes - a experiência de Birmingham. JDent 1997;25:S43-S7.

[10] Cakarer S, Can T, Yaltirik M, Keskin C. Complicações associadas aos encaixes bola, barra e Locator para overdentures suportadas por implantes. Med Oral Patol Oral Cir Bucal. 2011;16:953-9.

[11] Tang L, Lund J, Tache R, Clokie C, Feine J. Uma comparação intra-sujeito de próteses mandibulares suportadas por implantes de barra longa e híbridas: avaliação psicométrica e preferência do paciente. J Dent Res 1997;76:1675-83.

[12] Solomons YF. Overdentures mandibulares implanto-suportadas: uma avaliação prospetiva do peso da manutenção protética com 3 sistemas de fixação diferentes. Int J Prosthodont 2000;13:246-53.

[13] Timmerman R, Stoker G, Wismeijer D, Oosterveld P, Vermeeren J, Van Waas M. Seguimento de oito anos de um ensaio clínico aleatório sobre a satisfação dos participantes com três tipos de implantes mandibulares overdentures. J Dent Res 2004;83:630-3.

[14] Yengopal V. Overdentures sobre implantes: barra versus bola de fixação para overdentures suportadas por implantes mandibulares. Um ensaio clínico

aleatório.

Evid Based Dent: 2004; 59:28-31.

[15] Stoker G, Wismeijer D, Van Waas M. Um seguimento de oito anos de um ensaio clínico aleatório de cuidados posteriores e análise de custos com três tipos de sobredentaduras mandibulares implanto-retidas. J Dent Res 2007;86:276-80.

[16] MacEntee M. As sobredentaduras mandibulares retidas por uma barra em dois implantes necessitam de menos cuidados posteriores e custam menos do que as sobredentaduras retidas por duas barras em três implantes ou por encaixes esféricos em dois implantes. J Evid Based Dent Pract 2008;8:76-7.

[17] Bums DR, Unger JW, Coffey JP, Waldrop TC, Elswick RK. Avaliação clínica, prospetiva e aleatória de modalidades protéticas para o tratamento de sobredentadura de implante mandibular. J Prosthet Dent 2011;106:12-22.

[18] Elsyad MA, Hegazy SA, Hammouda NI, Al-Tonbary GY, Habib AA. Eficiência mastigatória e atividade electromiográfica do músculo masseter com três desenhos de sobredentaduras mandibulares implanto-suportadas. Um estudo cruzado. Clin Oral Implants Res 2014;25:742-8.

[19] Karbach J, Hartmann S, Jahn-Eimermacher A, Wagner W. Qualidade de vida relacionada com a saúde oral em pacientes edêntulos com sobredentaduras mandibulares retidas por dois ou quatro localizadores: Um Estudo Prospetivo, Randomizado e Cruzado. Int J Oral & Maxillofac Implants 2015;30:1143-8.

[20] Mau J, Behneke A, Behneke N, Fritzemeier CU, Gomez-Roman G, d'Hoedt

B, et al. Comparação multicêntrica aleatória de 2 implantes IMZ e 4 implantes de parafuso TPS que suportam overdentures retidas por barra em 425 mandíbulas edêntulas. Int J Oral & Maxillofac Implants 2003;18:835-47.

[21] Schwartz-Arad D, Kidron N, Dolev E. Um estudo a longo prazo de implantes que suportam sobredentaduras como um modelo para o sucesso do implante. J Periodontol 2005;76:1431-5.

[22] Visser A, Raghoebar GM, Meijer HJ, Batenburg RH, Vissink A. Overdentures mandibulares suportadas por dois ou quatro implantes endósseos. Um estudo prospetivo de 5 anos. Clin Oral Implants Res 2007;16:19-25.

[23] Strong S. Overdentures fixas: a solução de implantes mais económica para a arcada edêntula. Gen Dent 2008;57:l 12-7.

[24] Balaguer J, Garcia B, Penarrocha M, Penarrocha M. Satisfação de pacientes com sobredentaduras implanto-suportadas. Med Oral Patol Oral CirBucal 2011;16:204-9.

[25] Ueda T, Kremer U, Katsoulis J, Mericske-Stem R. Resultados a longo prazo de implantes mandibulares que suportam uma sobredentadura: sobrevivência do implante, falhas e alterações do nível ósseo da crista. Int J Oral & Maxillofac Implants 2011;26: 365-7

[26] Karabuda C, Yaltrk M, Bayraktar M. Uma comparação clínica das complicações protéticas de overdentures suportadas por implantes com diferentes

sistemas de fixação. Implant Dent 2008;17:74-81.

[27] Meijer HJ, Raghoebar GM, Batenburg RH, Visser A, Vissink A. Overdentures mandibulares suportadas por dois ou quatro implantes endósseos: um ensaio clínico de 10 anos. Clin Oral Implants Res 2009;20:722-8.

[28] Batenburg RH, Raghoebar GM, Van Oort RP, Heijdenrijk K, Boering G. Overdentures mandibulares suportadas por dois ou quatro implantes endósteos. Um estudo prospetivo e comparativo. Int J Oral & Maxillofac Surg 1998;27:435-9.

[29] de Jong MH, Wright PS, Meijer HJ, Tymstra N. Reabsorção do rebordo residual mandibular posterior em pacientes com sobredentaduras suportadas por dois ou quatro implantes endósseos num estudo comparativo prospetivo de 10 anos. Int J Oral & Maxillofac Implants 2010; 25:1168-74.

[30] Stoker G, van Waas R, Wismeijer D. Resultados a longo prazo de três tipos de overdentures mandibulares suportadas por implantes em fumadores. Clin Oral Implants Res 2012;23:925-9.

[31] Talawy DBE, Ali SM. Um ensaio clínico aleatório de dois anos de um versus dois implantes a reter uma sobredentadura mandibular com encaixe localizador. EDJ. 2015;61:3829-38.

[32] Elawady DM, Kaddah A, Omar H, Naby NA. Impacto de um único implante versus dois implantes na perda de altura óssea e densidade óssea em pacientes restaurados com sobredentaduras mandibulares implanto-suportadas. EDJ. 2016;62:2849-56.

[33] Bryant S, Walton J, MacEntee M. Um ensaio aleatório de 5 anos para comparar 1 ou 2 implantes para overdentures de implantes. J Dent Res 2014 ; 94:36-43.

[34] Kronstrom M, Davis B, Loney R, Gerrow J, Hollender L. Um estudo prospetivo aleatório sobre a carga imediata de sobredentaduras mandibulares suportadas por um ou dois implantes; um relatório de acompanhamento de 3 anos. Clin Implant Dent Relat Res 2014;16:323-9.

[35] Visser A, Raghoebar GM, Meijer HJ, Batenburg RH, Vissink A. Overdentures mandibulares suportadas por dois ou quatro implantes endósseos. Um estudo prospetivo de 5 anos. Clin Oral Implants Res. 2005;16:19-25.

[36] Wismeijer Dv, Van Waas M, Vermeeren J, Kalk W. A perceção dos pacientes sobre as perturbações sensoriais do nervo mental antes e depois da cirurgia de implantes: um estudo prospetivo de 110 pacientes. Br J Oral Maxillofac Surg 1997;35:254-9.

[37] Wismeijer D, Van Waas MA, Mulder J, Vermeeren JI, Kalk W. Resultados clínicos e radiológicos de pacientes tratados com três modalidades de tratamento para overdentures sobre implantes do sistema de implantes dentários ITI®. Um ensaio clínico controlado e aleatório. Clin Oral Implants Res 1999;10:297- 306.

[38] Kronstrom M, Davis B, Loney R, Gerrow J, Hollender L. A prospective estudo aleatório sobre a carga imediata de sobredentaduras mandibulares

suportadas por um ou dois implantes: um relatório de acompanhamento de 12 meses. Int J Oral & Maxillofac Implants 2010;25: 181-188

[39] Walton JN, Glick N, Macentee MI. Um ensaio clínico aleatório que compara a satisfação do paciente e os resultados protéticos com overdentures mandibulares retidas por um ou dois implantes. Int J Prosthodont 2009;22:331-9.

[40] Albrektsson T, Zarb G, Worthington P, Eriksson A. A eficácia a longo prazo dos implantes dentários atualmente utilizados: uma revisão e critérios de sucesso propostos. Int J Oral & Maxillofac Implants 1986;1:11-25.

[41] Buser D, Mericske-Stem R, Dula K, Lang NP. Experiência clínica com implantes dentários de uma fase, não submersos. Adv Dent Res 1999;13:153-61.

[42] Liu J, Pan S, Dong J, Mo Z, Fan Y, Feng H. Influência do número de implantes no comportamento biomecânico de sobredentaduras mandibulares retidas por implantes/suportadas: uma análise tridimensional de elementos finitos. J Dent 2013;41:241-9.

[43] Maeda Y, Horisaka M, Yagi K. Fundamentação biomecânica para uma sobredentadura mandibular retida por um único implante: um estudo in vitro. Clin Oral Implants Res 2008;19:271-5.

[44] Sewerin IP. Erros na avaliação radiográfica da altura do osso marginal à volta de implantes osseointegrados. Eur J Oral Sci 1990;98:428-33.

## Números

**Figura 1**

Fluxograma da estratégia de pesquisa

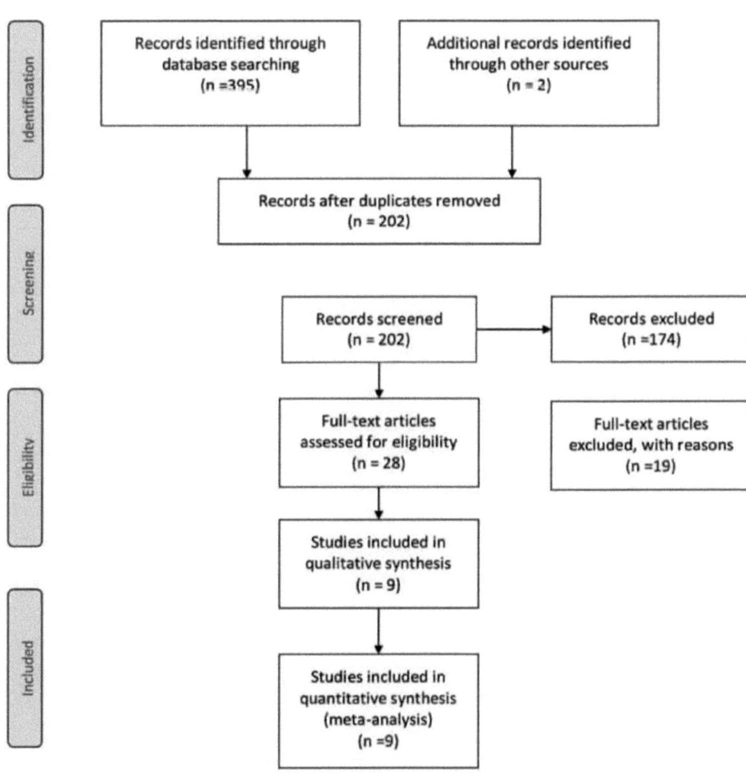

**Figura 2**

Resumo do risco de enviesamento: opiniões dos autores sobre cada item relativo ao risco de enviesamento de cada estudo incluído

| | Random sequence generation (selection bias) | Allocation concealment (selection bias) | Blinding of participants and personnel (performance bias) | Blinding of outcome assessment (detection bias) | Incomplete outcome data (attrition bias) | Selective reporting (reporting bias) | Other bias |
|---|---|---|---|---|---|---|---|
| Batenburg et al 1998 | + | ? | + | + | + | + | ? |
| Bryant et al 2014 | + | + | + | + | + | + | + |
| de Jong 2010 | + | ? | + | + | + | + | ? |
| Elawady et al 2016 | + | + | + | ? | + | + | ? |
| Kronstrom et al 2014 | + | + | + | + | - | + | ? |
| Meijer et al 2009 | + | ? | + | ? | + | + | + |
| Stoker et al 2011 | + | + | + | ? | + | + | ? |
| Talawy et al 2015 | + | ? | + | + | + | + | ? |
| Tavakolizadeh 2015 | ? | - | + | ? | ? | + | ? |

**Figura 3**

Gráfico de risco de viés: percentagem de risco de viés nos estudos incluídos

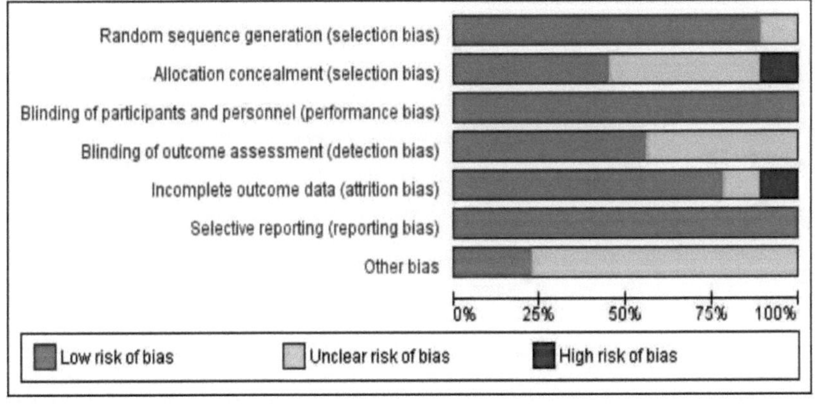

**Figura 4**

Gráfico de floresta da comparação entre DOs de um e de dois implantes, resultado: 1.1 Peri perda óssea marginal do implante

| | Two implants | | | One implant | | | | Mean Difference | Mean Difference |
|---|---|---|---|---|---|---|---|---|---|
| Study or Subgroup | Mean | SD | Total | Mean | SD | Total | Weight | IV, Fixed, 95% CI | IV, Fixed, 95% CI |
| **1.1.1 Immediate/early** | | | | | | | | | |
| Tavakolizadeh 2015 | 0.6 | 0.51 | 10 | 0.6 | 0.67 | 10 | 1.9% | 0.00 [-0.52, 0.52] | |
| **Subtotal (95% CI)** | | | **10** | | | **10** | **1.9%** | **0.00 [-0.52, 0.52]** | |
| Heterogeneity: Not applicable | | | | | | | | | |
| Test for overall effect: Z = 0.00 (P = 1.00) | | | | | | | | | |
| **1.1.2 Delayed** | | | | | | | | | |
| Elawady 2016 | 0.807 | 0.1 | 14 | 0.53 | 0.1 | 14 | 93.8% | 0.28 [0.20, 0.35] | |
| Talawy 2015 | 1.21 | 0.41 | 8 | 0.96 | 0.32 | 10 | 4.3% | 0.25 [-0.10, 0.60] | |
| **Subtotal (95% CI)** | | | **22** | | | **24** | **98.1%** | **0.28 [0.20, 0.35]** | |
| Heterogeneity: $Chi^2 = 0.02$, df = 1 (P = 0.88); $I^2 = 0\%$ | | | | | | | | | |
| Test for overall effect: Z = 7.46 (P < 0.00001) | | | | | | | | | |
| **Total (95% CI)** | | | **32** | | | **34** | **100.0%** | **0.27 [0.20, 0.34]** | |
| Heterogeneity: $Chi^2 = 1.08$, df = 2 (P = 0.58); $I^2 = 0\%$ | | | | | | | | | |
| Test for overall effect: Z = 7.39 (P < 0.00001) | | | | | | | | | |
| Test for subgroup differences: $Chi^2 = 1.05$, df = 1 (P = 0.30), $I^2 = 5.0\%$ | | | | | | | | | |

-0.5 -0.25 0 0.25 0.5

Favours two implants Favours one implant

**Figura 5**

Gráfico de floresta da comparação entre ODs de um e dois implantes, resultado: 1.2 Falha do implante.

| Study or Subgroup | Two implants Events | Two implants Total | One implant Events | One implant Total | Weight | Risk Ratio M-H, Fixed, 95% CI |
|---|---|---|---|---|---|---|
| **1.2.1 Immediate/Early** | | | | | | |
| Bryant 2014 | 0 | 33 | 0 | 29 | | Not estimable |
| Kronstrom 2014 | 6 | 8 | 3 | 11 | 84.9% | 2.75 [0.97, 7.82] |
| Tavakolizadeh 2015 | 0 | 10 | 0 | 10 | | Not estimable |
| **Subtotal (95% CI)** | | **51** | | **50** | **84.9%** | **2.75 [0.97, 7.82]** |
| Total events | 6 | | 3 | | | |
| Heterogeneity: Not applicable | | | | | | |
| Test for overall effect: Z = 1.90 (P = 0.06) | | | | | | |
| **1.2.2 Delayed** | | | | | | |
| Elawady 2016 | 0 | 14 | 0 | 14 | | Not estimable |
| Talawy 2015 | 2 | 8 | 0 | 10 | 15.1% | 6.11 [0.33, 111.71] |
| **Subtotal (95% CI)** | | **22** | | **24** | **15.1%** | **6.11 [0.33, 111.71]** |
| Total events | 2 | | 0 | | | |
| Heterogeneity: Not applicable | | | | | | |
| Test for overall effect: Z = 1.22 (P = 0.22) | | | | | | |
| **Total (95% CI)** | | **73** | | **74** | **100.0%** | **3.26 [1.18, 8.97]** |
| Total events | 8 | | 3 | | | |
| Heterogeneity: $Chi^2 = 0.28$, df = 1 (P = 0.60); $I^2 = 0\%$ | | | | | | |
| Test for overall effect: Z = 2.29 (P = 0.02) | | | | | | |
| Test for subgroup differences: $Chi^2 = 0.26$, df = 1 (P = 0.61), $I^2 = 0\%$ | | | | | | |

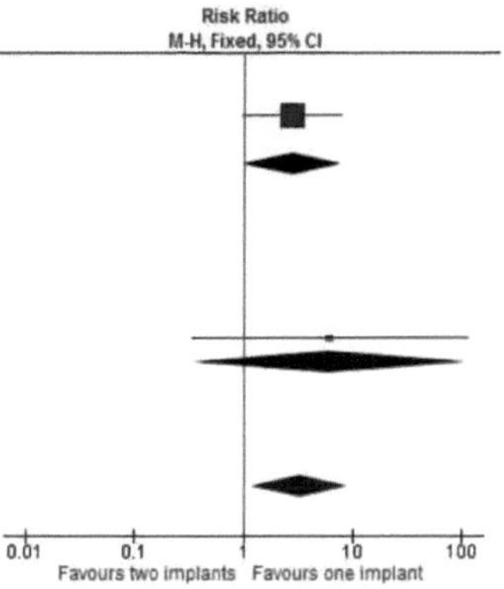

Risk Ratio
M-H, Fixed, 95% CI

0.01 0.1 1 10 100

Favours two implants Favours one implant

**Figura 6**

Gráfico de floresta da comparação entre DOs de 2 e 4 implantes, resultado: 2.1 Peri-implantar perda óssea marginal (efeito fixo).

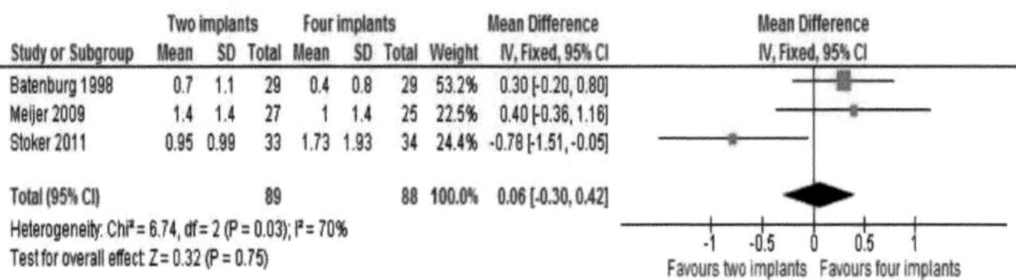

| Study or Subgroup | Two implants Mean | SD | Total | Four implants Mean | SD | Total | Weight | Mean Difference IV, Fixed, 95% CI |
|---|---|---|---|---|---|---|---|---|
| Batenburg 1998 | 0.7 | 1.1 | 29 | 0.4 | 0.8 | 29 | 53.2% | 0.30 [-0.20, 0.80] |
| Meijer 2009 | 1.4 | 1.4 | 27 | 1 | 1.4 | 25 | 22.5% | 0.40 [-0.36, 1.16] |
| Stoker 2011 | 0.95 | 0.99 | 33 | 1.73 | 1.93 | 34 | 24.4% | -0.78 [-1.51, -0.05] |
| **Total (95% CI)** | | | **89** | | | **88** | **100.0%** | **0.06 [-0.30, 0.42]** |

Heterogeneity: $Chi^2 = 6.74$, df = 2 (P = 0.03); $I^2 = 70\%$
Test for overall effect: Z = 0.32 (P = 0.75)



**Figura 7**

Gráfico de floresta da comparação entre DOs de 2 e 4 implantes, resultado: 2.1 Peri-implantar perda óssea marginal (efeito aleatório).

| Study or Subgroup | Two implants Mean | SD | Total | Four implants Mean | SD | Total | Weight | Mean Difference IV, Random, 95% CI |
|---|---|---|---|---|---|---|---|---|
| Batenburg 1998 | 0.7 | 1.1 | 29 | 0.4 | 0.8 | 29 | 38.4% | 0.30 [-0.20, 0.80] |
| Meijer 2009 | 1.4 | 1.4 | 27 | 1 | 1.4 | 25 | 30.4% | 0.40 [-0.36, 1.16] |
| Stoker 2011 | 0.95 | 0.99 | 33 | 1.73 | 1.93 | 34 | 31.2% | -0.78 [-1.51, -0.05] |
| **Total (95% CI)** | | | **89** | | | **88** | **100.0%** | **-0.01 [-0.70, 0.69]** |

Heterogeneity: $Tau^2 = 0.26$; $Chi^2 = 6.74$, df = 2 (P = 0.03); $I^2 = 70\%$
Test for overall effect: Z = 0.02 (P = 0.98)

Mean Difference
IV, Random, 95% CI
-1 -0.5 0 0.5 1
Favours two implants Favours four implants

**Figura 8**

Gráfico de floresta da comparação entre DOs de 2 e 4 implantes, resultado: 2.2 Falha do implante

| Study or Subgroup | two implant bar Events | two implant bar Total | four implant bar Events | four implant bar Total | Weight | Risk Ratio M-H, Fixed, 95% CI |
|---|---|---|---|---|---|---|
| Batenburg et al 1998 | 0 | 29 | 0 | 29 | | Not estimable |
| de Jong 2010 | 2 | 23 | 0 | 18 | 21.8% | 3.96 [0.20, 77.63] |
| Meijer et al 2009 | 2 | 27 | 0 | 25 | 20.3% | 4.64 [0.23, 92.24] |
| Stoker et al 2011 | 0 | 33 | 1 | 34 | 57.9% | 0.34 [0.01, 8.13] |
| **Total (95% CI)** | | **112** | | **106** | **100.0%** | **2.01 [0.45, 9.02]** |
| Total events | 4 | | 1 | | | |

Heterogeneity: $Chi^2 = 1.70$, df = 2 (P = 0.43); $I^2 = 0\%$

Test for overall effect: Z = 0.91 (P = 0.36)

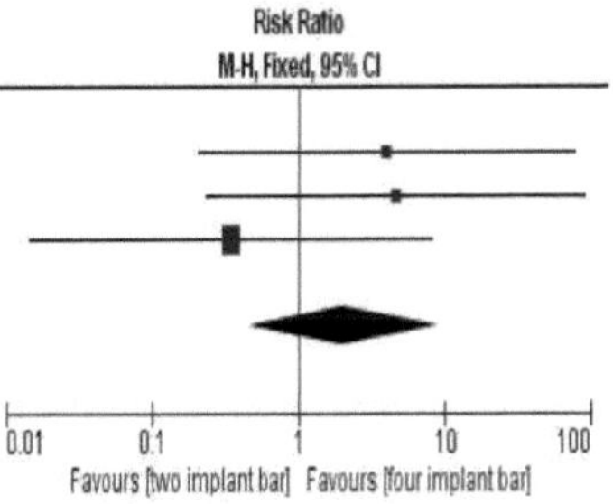

Risk Ratio M-H, Fixed, 95% CI

0.01 0.1 1 10 100

Favours [two implant bar] Favours [four implant bar]

**Quadro 1**

Table 1 characteristics of included studies

| Authors | follow-up (month) | Age Mean | Loading time (days) | Implant system | Implant type | Type of attachment | Number of subjects | Subjects per group | Implant per subject | Total Implant per group | Subject analyzed | MBL 1(mm)* Mean ±SD*a | Number of subjects with failed implants |
|---|---|---|---|---|---|---|---|---|---|---|---|---|---|
| Batenburg et al. 1998 [28] | 12 | 54.9 | Delayed (90) | Dentsply Friadent | titanium plasma-sprayed IMZ implants | Bar | 60 | 30 | 2 | 60 | 29 | 0.7±1.1 | 0 |
| | | | | | | Bar | | 30 | 4 | 120 | 29 | 0.4±0.8 | 0 |
| Meijer et al 2009 [27] | 120 | 54.9 | Delayed (90) | Dentsply Friadent | titanium plasma-sprayed IMZ implants | Bar | 60 | 30 | 2 | 60 | 27 | 1.4±1.4 | 2 |
| | | | | | | Bar | | 30 | 4 | 120 | 25 | 1.0 ±1.4 | 0 |
| de Jong et al [29] | 120 | 54.9 | Delayed (90) | Dentsply Friadent | titanium plasma-sprayed IMZ implants | Bar | 60 | 30 | 2 | 60 | 23 | NR | 2 |
| | | | | | | Bar | | 30 | 4 | 120 | 18 | NR | 0 |
| Stoker et al 2011 [30] | 99 | 59.8 | Delayed (90) | Straumann AG, | Plasma-sprayed ITI/Bonefit dental implants | ball | 110 | 36 | 2 | 72 | 27 | 1.04± 1.01 | 2 |
| | | | | | | Bar | | 37 | 2 | 74 | 33 | 0.95± 0.99 | 0 |
| | | | | | | Bar | | 37 | 4 | 148 | 34 | 1.73± 1.93 | 1 |

| | | | | | | | | | | | | | |
|---|---|---|---|---|---|---|---|---|---|---|---|---|---|
| Kronstrom et al 2014 [34] | 36 | 53.3 | Immediate (0) | Nobel Biocare | TiUnite Groovy implant plasma oxidized | Ball | 36 | 17 | 1 | 17 | 11 | NR | 3 |
| | | | | | | | | 19 | 2 | 38 | 8 | NR | 6 |
| Bryant, et al 2014 [33] | 60 | 67 | Early (42) | Straumann | Solid Screw, SLAsurface | Ball | 86 | 43 | 1 | 43 | 29 | NR | 0 |
| | | | | | | | | 43 | 2 | 86 | 33 | NR | 0 |
| Tavakolizadeh et al 2015 [6] | 12 | 59 | Immediate | Implantium | NR | Ball | 20 | 10 | 1 | 10 | 10 | 0.6± 0.67 | 0 |
| | | | | | | | | 10 | 2 | 20 | 10 | 0.6± 0.51 | 0 |
| Talawy et al 2015[31] | 24 | 55.4 | Delayed (90) | Dentaurum | Blasted ,etched tapered | Locator | 20 | 10 | 1 | 10 | 10 | 0.96 | 0 |
| | | | | | | | | 10 | 2 | 20 | 8 | 1.21 | 2 |
| Elawady et al 2016 [32] | 12 | 50 | Delayed (90) | Dentis | Solid screw,SLA surface | Locator | 28 | 14 | 1 | 14 | 14 | 0.63± 0.1 | 0 |
| | | | | | | | | 14 | 2 | 28 | 14 | 0.807 ± 0.1 | 0 |

* Marginal bone loss

** Standard deviation

# Índice

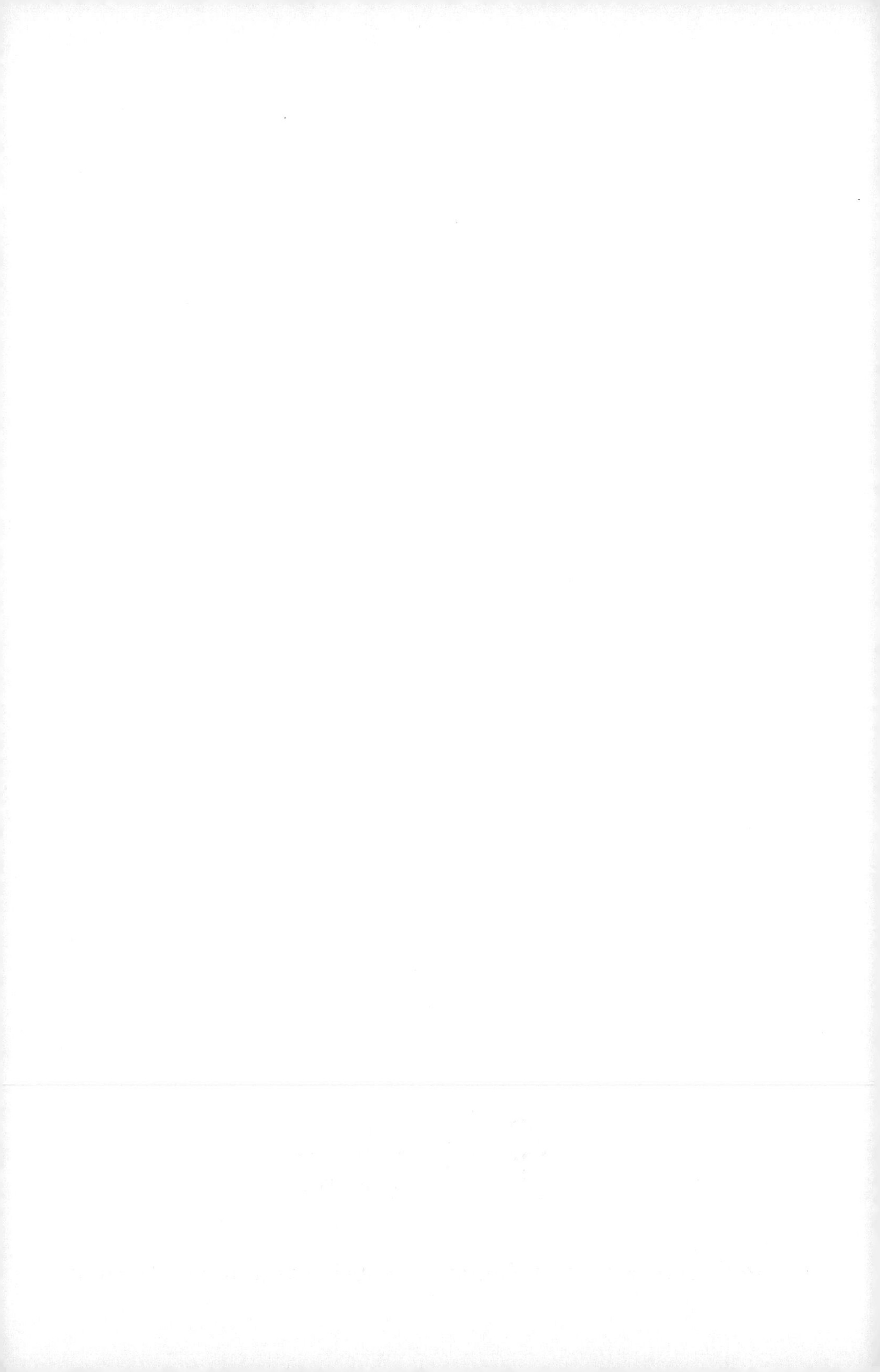

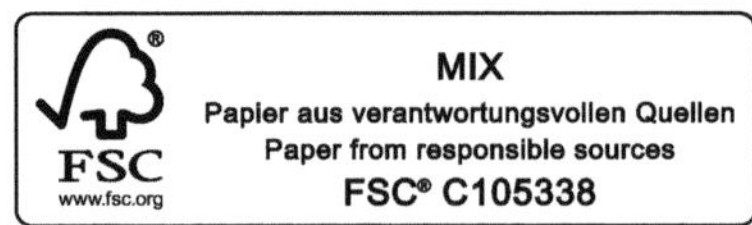


Printed by Books on Demand GmbH, Norderstedt / Germany